U0105921

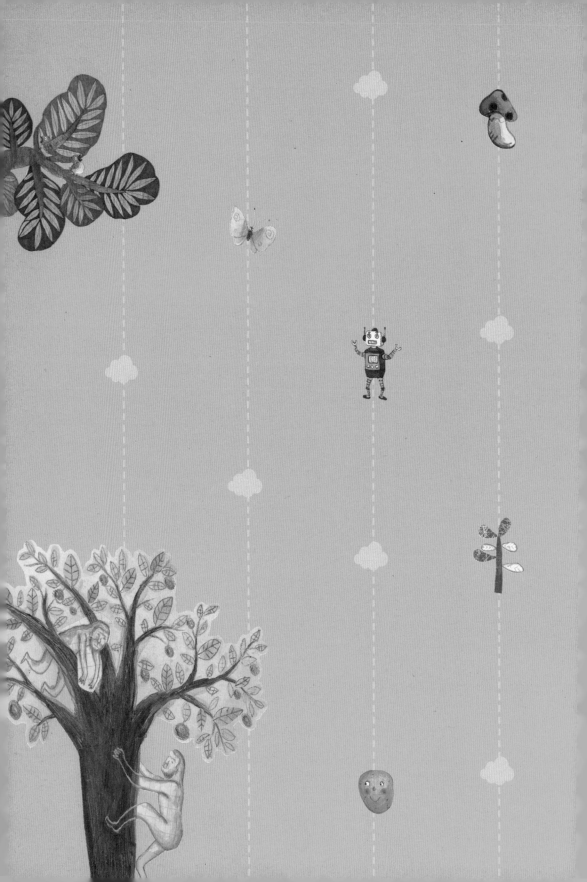

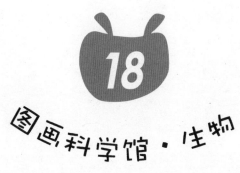

图画科学馆·生物

生物 巴甫洛夫讲感觉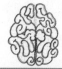

巴甫洛夫讲感觉

[韩] 金振国 / 著 　 [韩] 李美贤 / 绘 　 程 匀 / 译

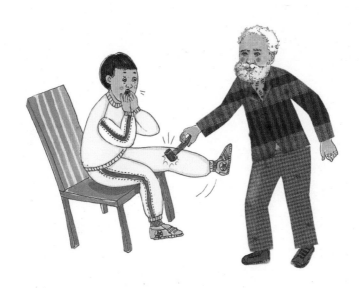

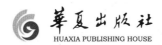
华夏出版社
HUAXIA PUBLISHING HOUSE

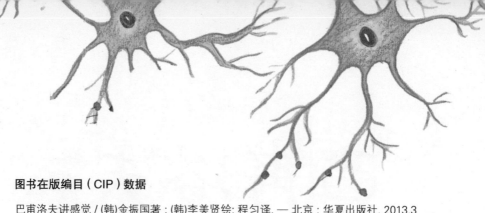

图书在版编目（CIP）数据

巴甫洛夫讲感觉 / (韩)金振国著；(韩)李美贤绘；程匀译. — 北京：华夏出版社, 2013.3
（图画科学馆）
ISBN 978-7-5080-7434-4

Ⅰ. ①巴… Ⅱ. ①金… ②李… ③程… Ⅲ. ①人体 – 感觉 – 少儿读物 Ⅳ. ①R338.3-49

中国版本图书馆CIP数据核字(2013)第005886号

PAVLOV'S QUICK SENSE STORY
Copyright © AGAWORLD Co.,Ltd,2011
First published in Korea in 2011 by AGAWORLD Co., Ltd.

版权所有，翻印必究
北京市版权局著作权登记号：图字 01-2012-7491

巴甫洛夫讲感觉

作　　者　[韩]金振国
绘　　画　[韩]李美贤
译　　者　程　匀
责任编辑　吕　娜　陈　迪

出版发行　华夏出版社
经　　销　新华书店
印　　刷　北京鑫富华彩色印刷有限公司
装　　订　北京鑫富华彩色印刷有限公司
版　　次　2013年3月北京第1版
　　　　　2013年3月北京第1次印刷
开　　本　710×1000　1/16开
印　　张　4
字　　数　15千字
定　　价　11.00元

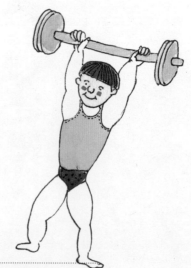

华夏出版社　网址：www.hxph.com.cn 地址：北京市东直门外香河园北里4号 邮编：100028
若发现本版图书有印装质量问题，请与我社营销中心联系调换。电话：(010) 64663331（转）

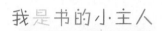

我是书的小主人

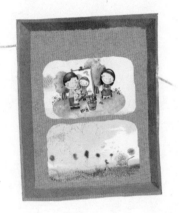

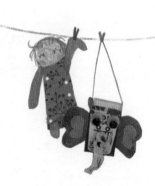

姓名 ....

年级 ....

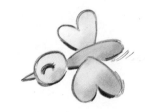

写给小朋友的一封信

嗨，小朋友：

你好！

你是不是也和我一样，一直梦想着当一名科学家呢？你是不是看到生活中的许多现象都不理解，比如说，为什么船能浮在水面上不掉下去？为什么到了冬天水会结成冰？为什么我们长得像爸爸妈妈？为什么我们吃饭的时候不能挑食？这些知识我们怎么知道呢？为了考试看课本太枯燥了，有时候跑去问爸爸妈妈，他们摇摇头解释不清楚，这可怎么办呢？

现在，我们请来了世界闻名的大科学家来回答你的问题，有世界上最聪明的人爱因斯坦老师、被苹果砸到头发现万有引力的牛顿老师、第一位获得诺贝尔奖的女性居里夫人、发明了飞机的莱特兄弟……这些大科学家什么都知道。有什么问题，通通交给他们吧！

亲爱的小朋友，你准备好了吗？让我们一起去欣赏丰富多彩的科学大世界吧！

你的大朋友们

"图画科学馆"编辑部

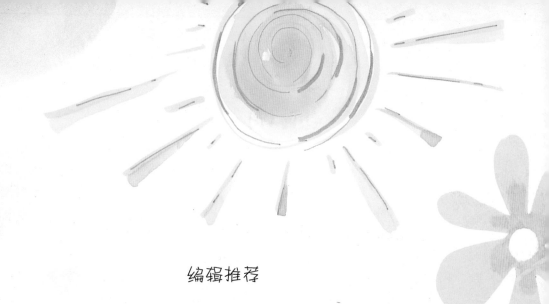

编辑推荐

　　小朋友的科学素养决定着他们未来的生活质量。如何培养孩子们对科学的兴趣，为将来的学习打下良好的基础呢？好奇心是科学的起点，而一本好的科普读物恰恰能通过日常生活中遇到的问题、丰富多彩的画面以及轻松诙谐的语言激发孩子们对科学的好奇心。

　　在"图画科学馆"系列丛书中，我们精心选择了28位世界著名的科学家，来给小朋友们亲口讲述物理、化学、生物、地理四个领域的科学知识。这个系列从孩子的视角出发，用贴近小朋友的语言风格和思维方式，通过书中的小主人公提问和思考，让孩子们在听科学家讲故事的过程中，在轻松有趣的氛围中不知不觉就学到了物理、生物、化学、地理方面的科学知识，激发孩子们对科学的好奇心和探索精神。

　　让这套有趣的科学图画书陪孩子思考，陪孩子欢笑，陪孩子度过快乐的童年时光吧！

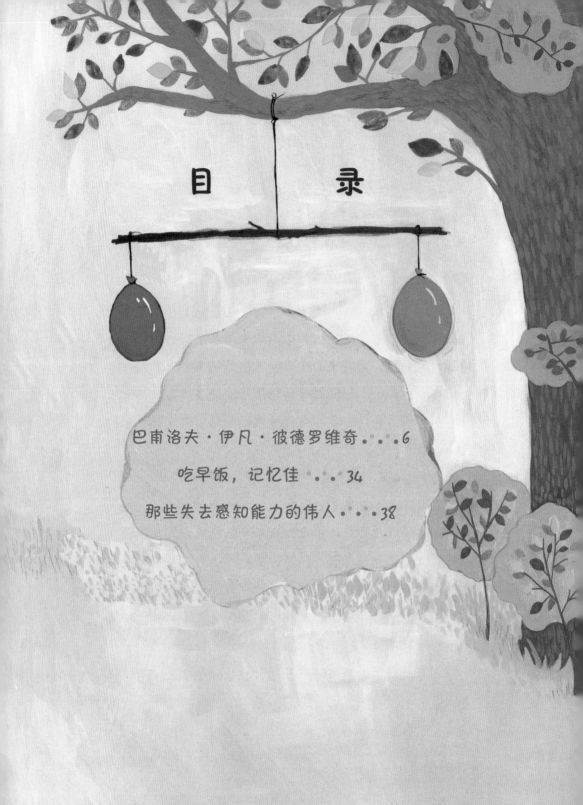

目　录

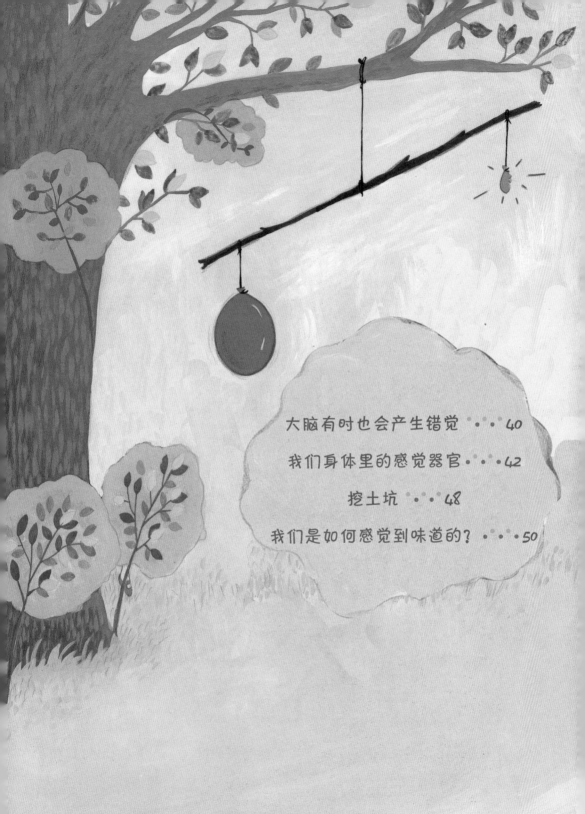

巴甫洛夫·伊凡·彼德罗维奇

（1849—1936）

　　巴甫洛夫出生在俄罗斯的一个叫梁赞的小城。他通过实验发现，如果给狗喂食前响铃，时间久了以后即便没有食物，狗听到铃声也会分泌唾液。随后他又发现了人类的动作与大脑之间的关系，并于1904年获得了诺贝尔生理学或医学奖。

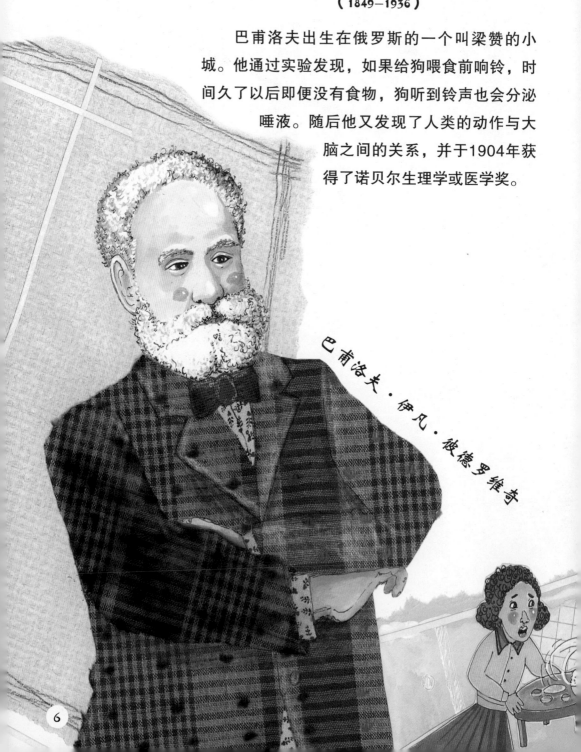

巴甫洛夫·伊凡·彼德罗维奇

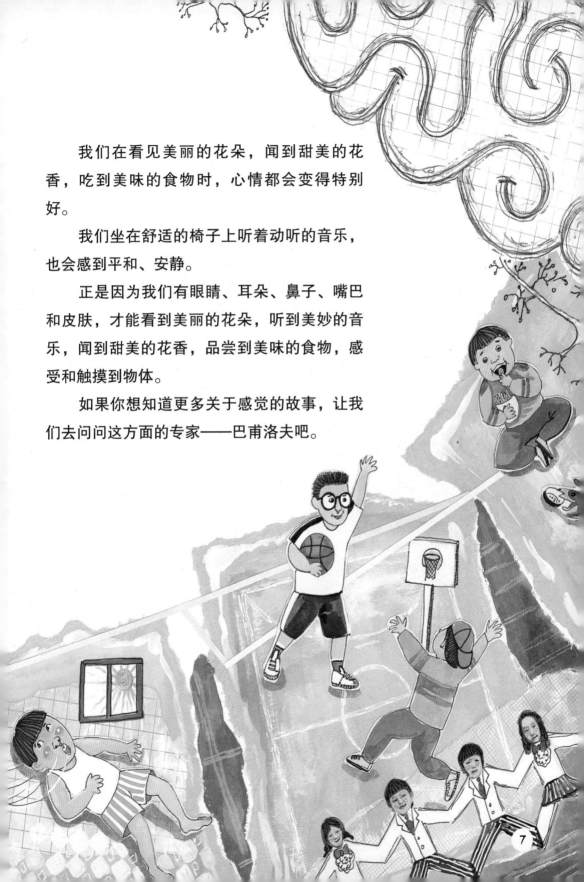

我们在看见美丽的花朵，闻到甜美的花香，吃到美味的食物时，心情都会变得特别好。

我们坐在舒适的椅子上听着动听的音乐，也会感到平和、安静。

正是因为我们有眼睛、耳朵、鼻子、嘴巴和皮肤，才能看到美丽的花朵，听到美妙的音乐，闻到甜美的花香，品尝到美味的食物，感受和触摸到物体。

如果你想知道更多关于感觉的故事，让我们去问问这方面的专家——巴甫洛夫吧。

今天是学校开运动会的日子。

好几天前，明明就开始眼巴巴地盼着这一天的到来了。

突然间，明明在喧闹的操场上看见了一位老爷爷。

"爷爷，请问您是谁呀？"

"我是专门研究大脑如何指挥人体运动的巴甫洛夫。今天我是来参观运动会的。"

"太好了！欢迎您，我来给您当向导吧。"

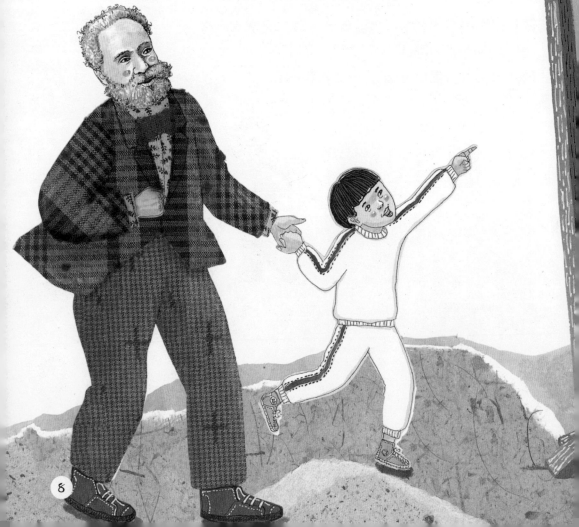

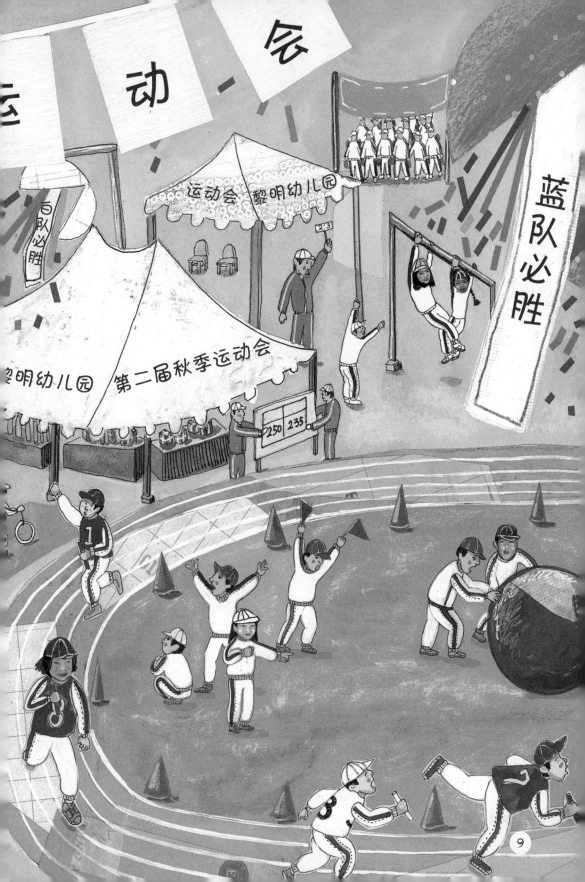

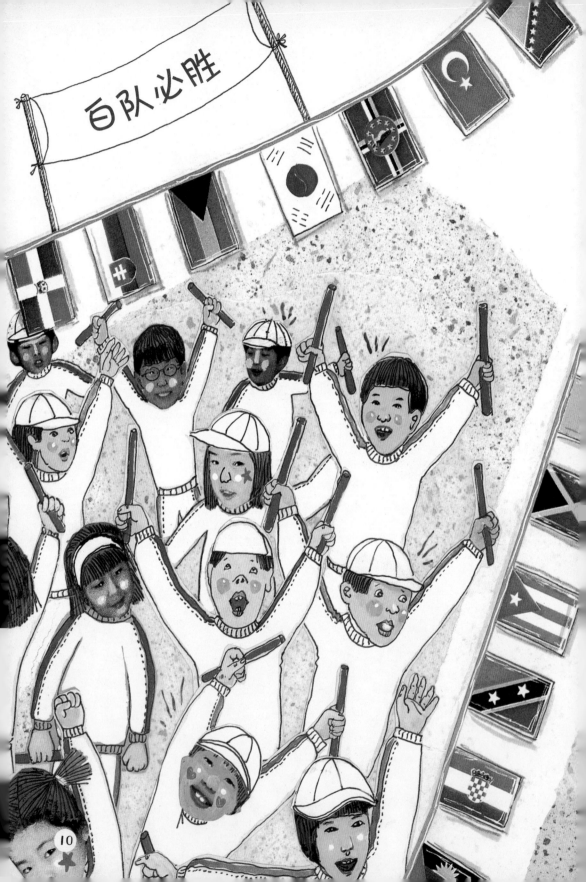

视网膜

玻璃体

我们的眼睛

晶状体

瞳孔

血管

　　运动会终于开始了。观众们都在为运动员呐喊加油。

　　"博士爷爷，这是我们拉拉队的队员。您瞧，我的同桌妍妍也在里面呢。"

　　"嗯，你看到妍妍，是因为妍妍反射的光透过你的瞳孔在视网膜上形成像，并将其传递到大脑而实现的。"

　　"原来是这样。爷爷我告诉您一个小秘密啊，我喜欢妍妍，所以很容易就能发现她，嘻嘻。"

　　"哈哈，你这个坏小子！"

蓝队！

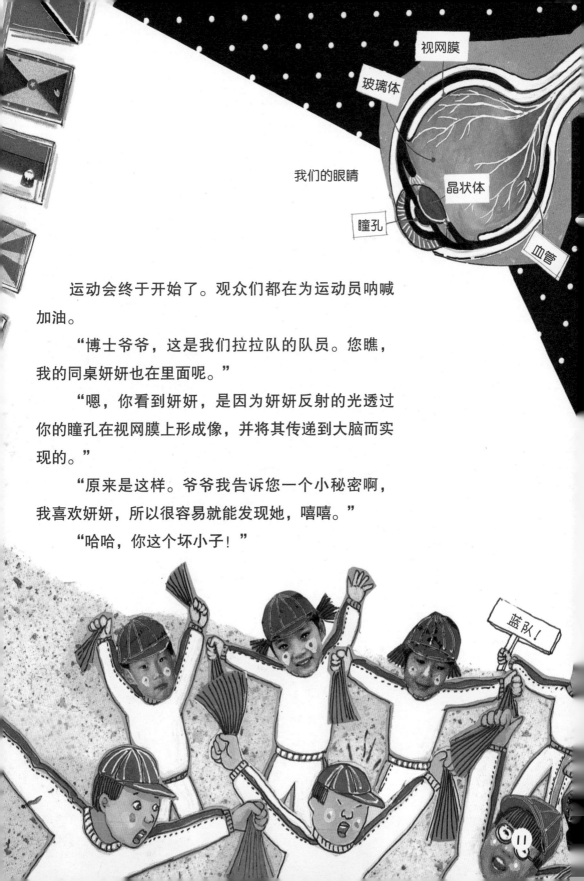

11

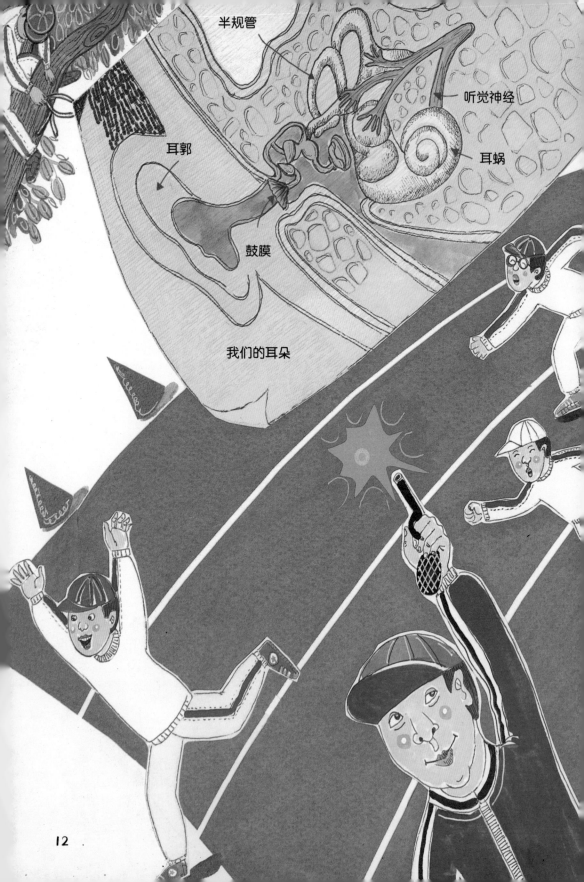

半规管

听觉神经

耳蜗

耳郭

鼓膜

我们的耳朵

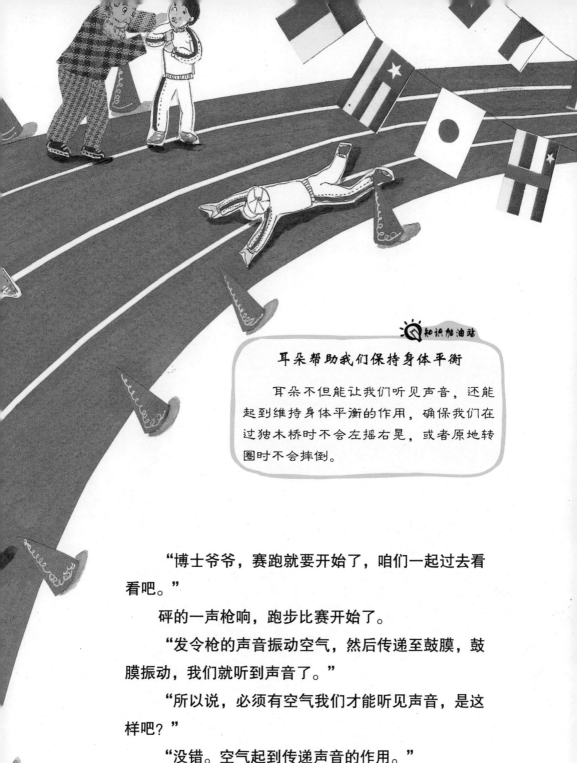

耳朵帮助我们保持身体平衡

耳朵不但能让我们听见声音，还能起到维持身体平衡的作用，确保我们在过独木桥时不会左摇右晃，或者原地转圈时不会摔倒。

"博士爷爷，赛跑就要开始了，咱们一起过去看看吧。"

砰的一声枪响，跑步比赛开始了。

"发令枪的声音振动空气，然后传递至鼓膜，鼓膜振动，我们就听到声音了。"

"所以说，必须有空气我们才能听见声音，是这样吧？"

"没错。空气起到传递声音的作用。"

孩子们参加完跑步比赛，又坐在操场上玩起了土。

"石头又大又硬，沙子倒是挺软的。"

"好了，大家别玩了，准备吃饭吧！"老师对孩子们说。

孩子们纷纷跑到洗手池边洗手，准备吃饭了。

"哇，洗手的水暖暖的，好舒服啊。"

"软硬和冷暖这些感觉都是通过皮肤来感觉到的。"

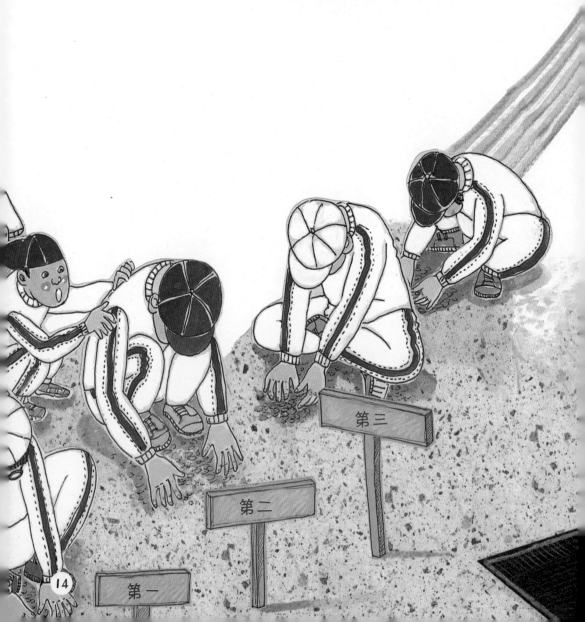

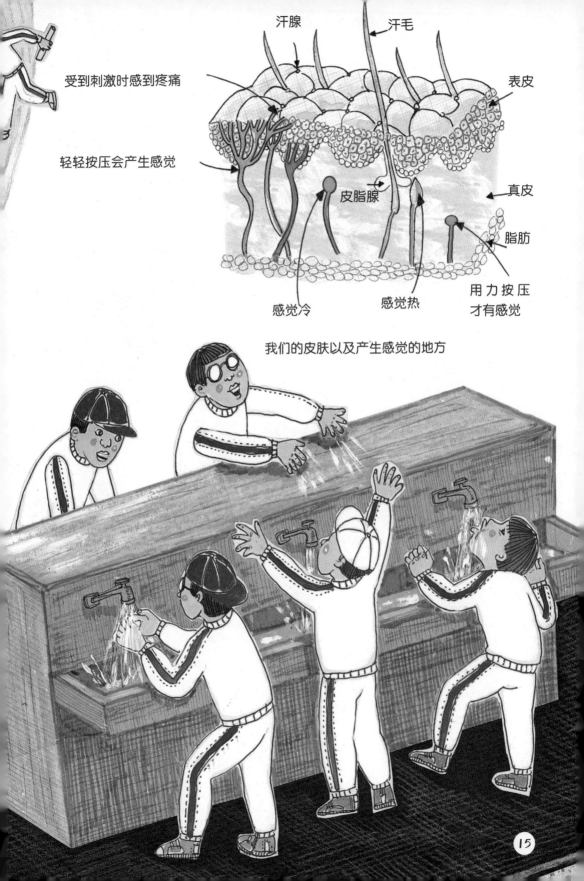

汗腺

汗毛

表皮

受到刺激时感到疼痛

轻轻按压会产生感觉

皮脂腺

真皮

脂肪

感觉冷

感觉热

用力按压
才有感觉

我们的皮肤以及产生感觉的地方

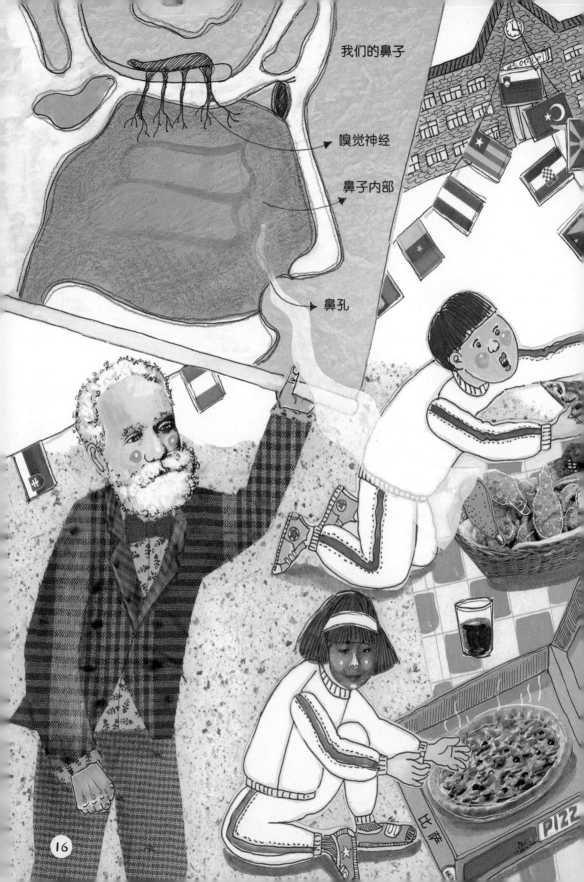

我们的鼻子

嗅觉神经

鼻子内部

鼻孔

明明把妈妈精心准备的饭盒拿了出来。饭盒里装满了美味的紫菜包饭。其他孩子也陆续拿出了比萨、炸鸡和饮料等食物。

　　"哇，真香。"明明一边闻着饭一边说。

　　"看来明明的嗅觉细胞受到刺激，并且已经将信号传递到了大脑啦。"博士爷爷说。

　　孩子们津津有味地享用着午餐。

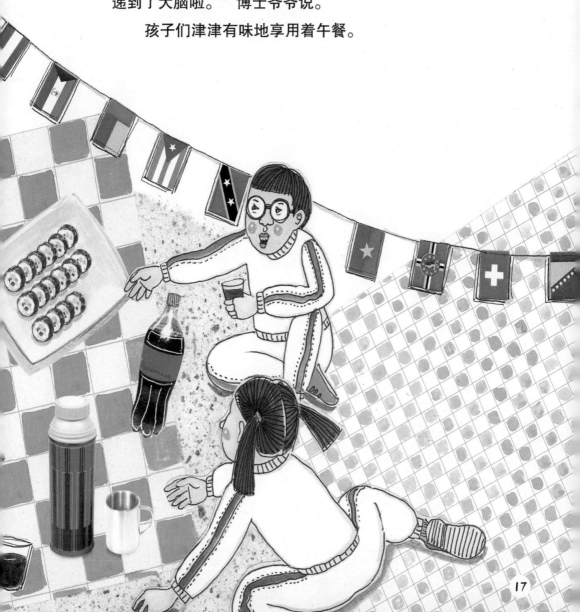

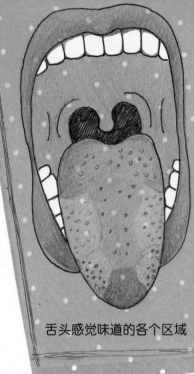

"可乐太甜了。"明明放下手中的可乐杯子说。

"我们的舌头上有很多小的凸起的部分，它们承担着品尝味道的任务。"

"博士爷爷，紫菜包饭里面的腌萝卜好酸哦。"

"舌头既能感觉到甜味，也能感觉到酸味、咸味和苦味。舌头的每个部分感觉到的味道都不一样。舌头前部用来感受甜味，而苦味是由舌头最里面的部分负责，这样我们才能感觉到各种不同的味道。"

舌头感觉味道的各个区域

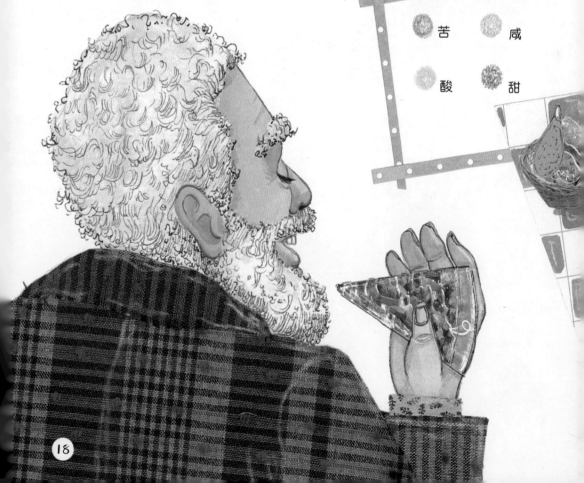

苦　咸

酸　甜

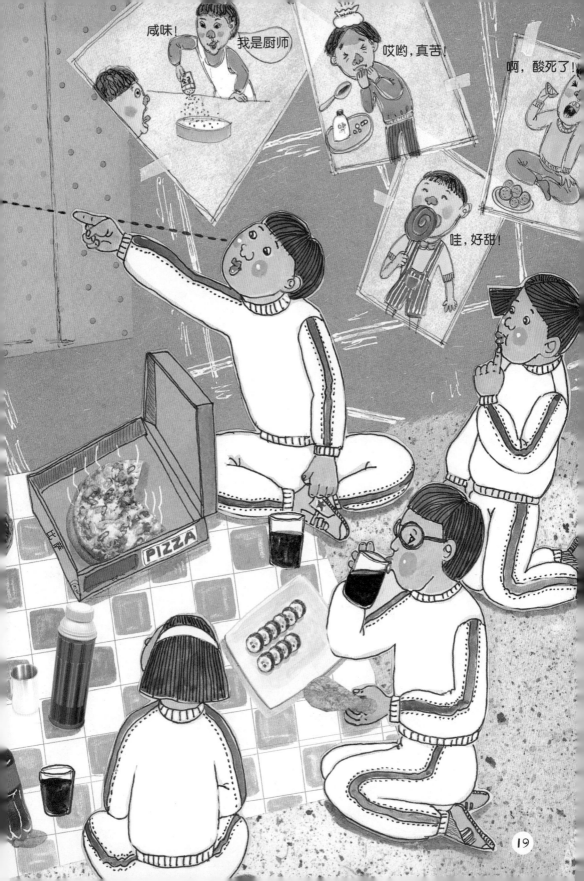

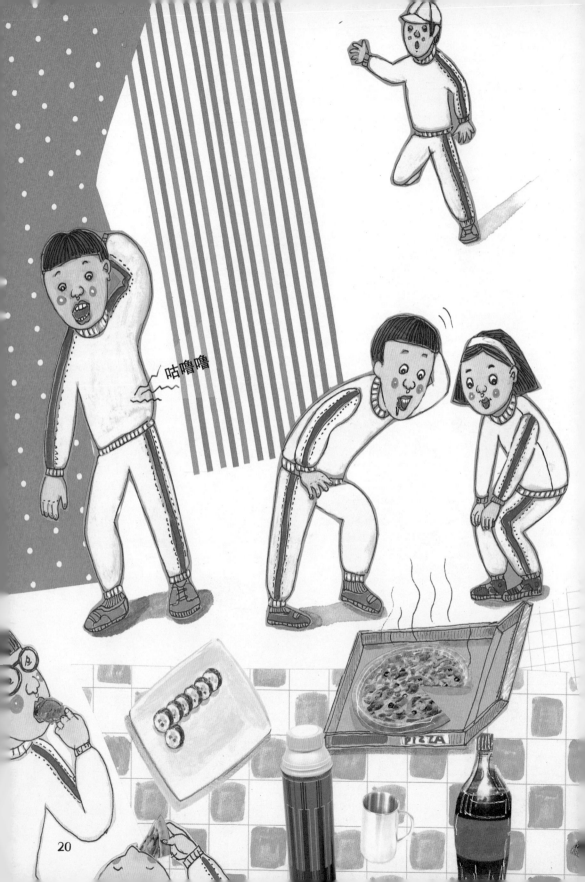

咕嚕嚕

20

路过的同学看见比萨，禁不住咽了一口口水。

"吃不到比萨就馋得流口水啦？"

孩子们都被逗得哈哈大笑。

"看到好吃的食物，嘴里就会不自觉地分泌唾液，这是因为大脑中有这些食物味道的记忆。我每次给小狗喂食前都会先摇铃铛，所以到后来，小狗只要听到铃声就会流口水。这就是条件反射。"

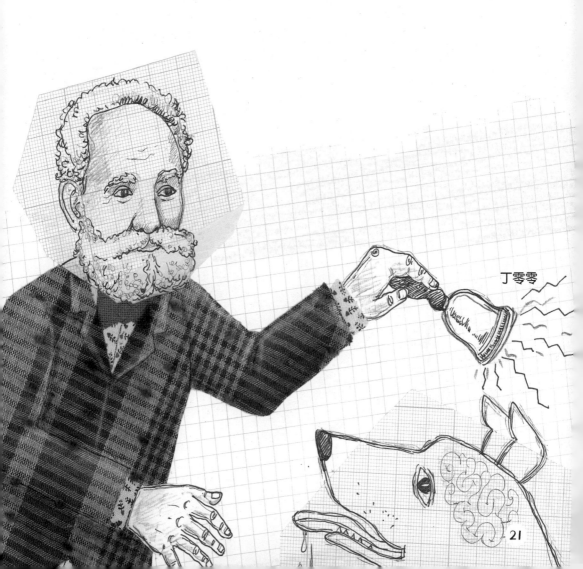

丁零零

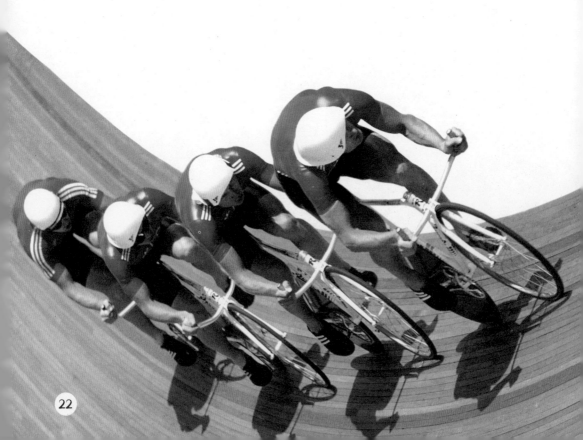

　　"要是我刚才比赛时听到铃声马上起跑就好了。"起跑比别人慢了一大截的英浩垂头丧气地说。

　　"运动神经迟钝是因为大脑从眼睛和耳朵获得信号，没能及时对身体发出指令。也就是说，接到铃声信号的大脑对腿部发出'快点起跑'的命令迟了些，所以你才得了最后一名。"巴甫洛夫对闷闷不乐的英浩说，"不过运动神经可以通过练习来改善，你一点都不用担心。"

　　听到这里，英浩的眉头立刻舒展开了。

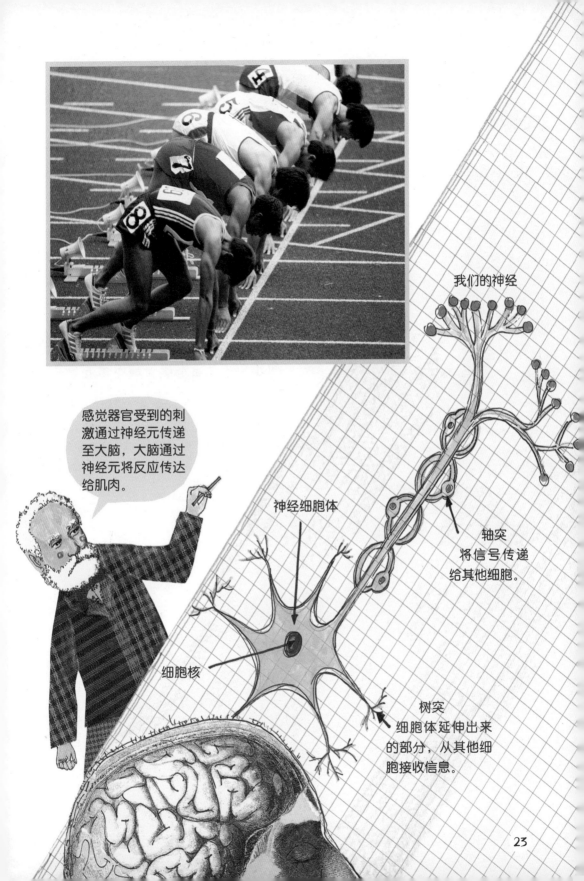

感觉器官受到的刺激通过神经元传递至大脑，大脑通过神经元将反应传达给肌肉。

我们的神经

神经细胞体

细胞核

轴突
将信号传递给其他细胞。

树突
细胞体延伸出来的部分，从其他细胞接收信息。

23

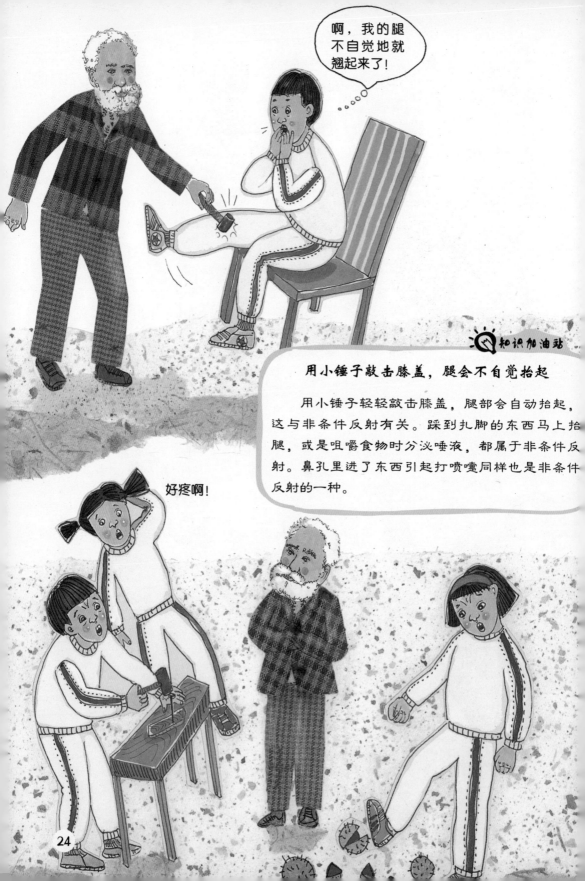

啊，我的腿不自觉地就翘起来了！

知识加油站

用小锤子敲击膝盖，腿会不自觉抬起

用小锤子轻轻敲击膝盖，腿部会自动抬起，这与非条件反射有关。踩到扎脚的东西马上抬腿，或是咀嚼食物时分泌唾液，都属于非条件反射。鼻孔里进了东西引起打喷嚏同样也是非条件反射的一种。

好疼啊！

24

"当我们的身体遇到危险时，它会采取一些自我保护的措施。这时即使没有大脑的指挥，身体也会作出一些反应，这就是非条件反射。比如，当你想拿一块很烫的炸鸡腿时，手刚一碰到鸡腿，就会不自觉地往后缩。"

　　身体会自己躲避危险，明明觉得这太神奇了。

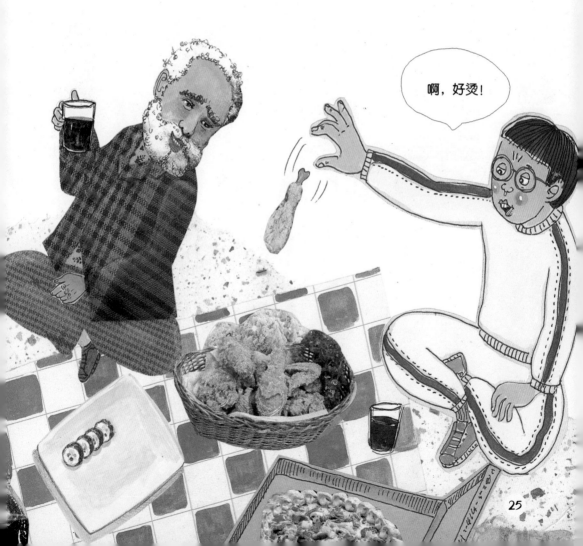

啊，好烫！

明明向巴甫洛夫介绍自己的朋友："博士爷爷，他是小宇，他的口才很好，字写得也漂亮。"

　　"小宇，很高兴认识你。口才好，字又好，看来你的左脑很发达啊。明明，你擅长什么呢？"

　　"我画画好，弹奏乐器也很在行。"

　　"嗯，明明的右脑很发达。大脑分为左脑和右脑，左脑负责逻辑和计算，右脑负责和感情、感觉相关的事情。"

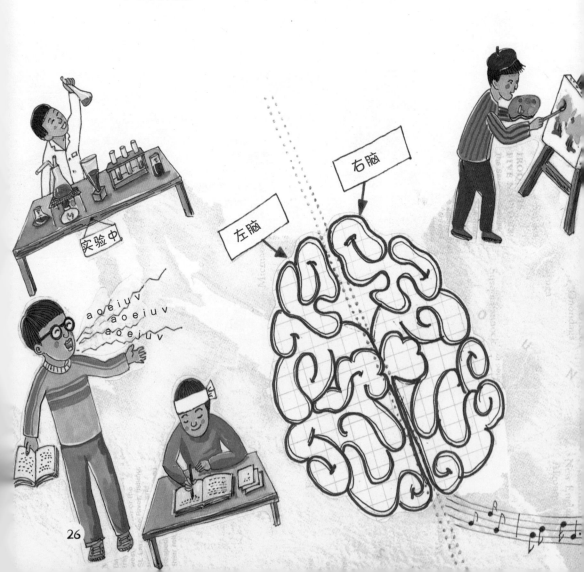

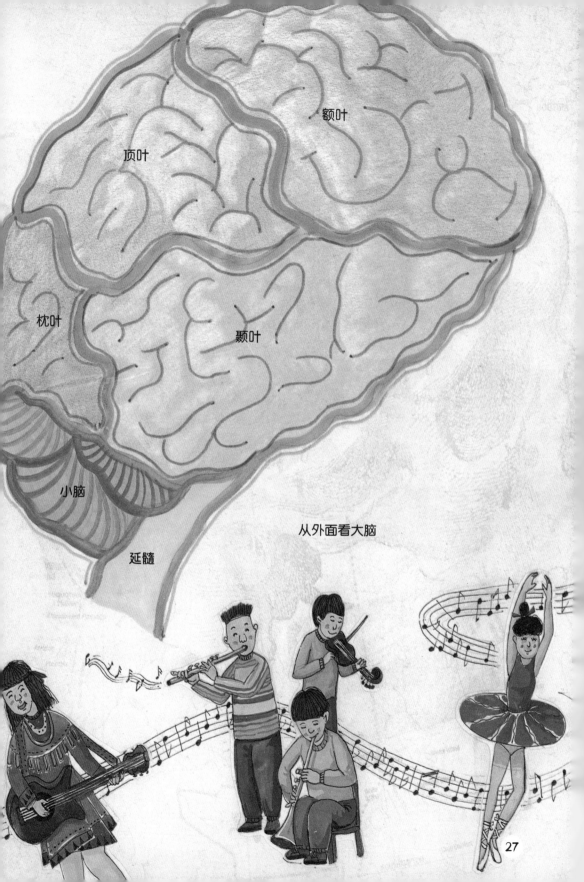

额叶

顶叶

枕叶

颞叶

小脑

延髓

从外面看大脑

27

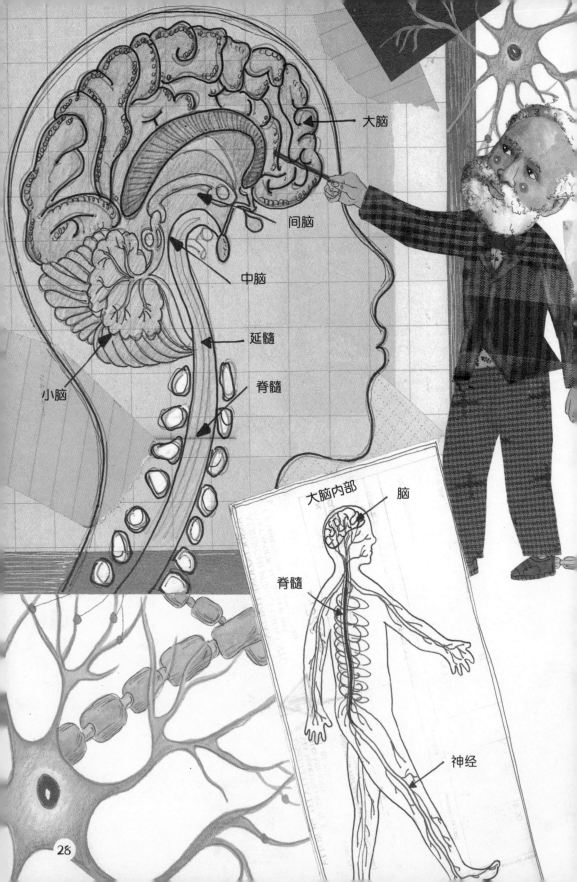

大脑

间脑

中脑

延髓

脊髓

小脑

大脑内部　　脑

脊髓

神经

28

"我以为左右脑做的事情都一样，没想到它们也有分工。"

　　"脑部分为大脑、中脑、小脑和间脑。大脑占绝大部分，负责思考、记忆和计算。"

　　"大脑就把所有事情都做了吧？"

　　"当然不是。中脑负责眼球的移动，或是调节眼睛接收外部光线的量；小脑负责身体的平衡；间脑负责调节体温。"

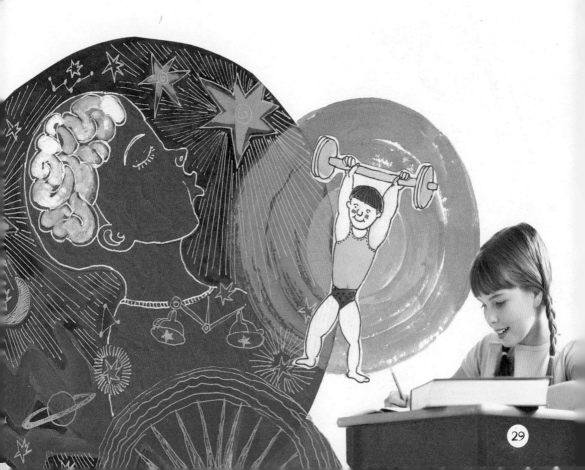

"博士爷爷，我好像特别笨。同学的电话号码转头就忘，有时候还会忘记和别人的约会。"小宇说着说着都快哭出来了。

"几秒钟的时间大脑能够记住7个左右的数字或文字，反复多看几次能延长记忆的时间。"

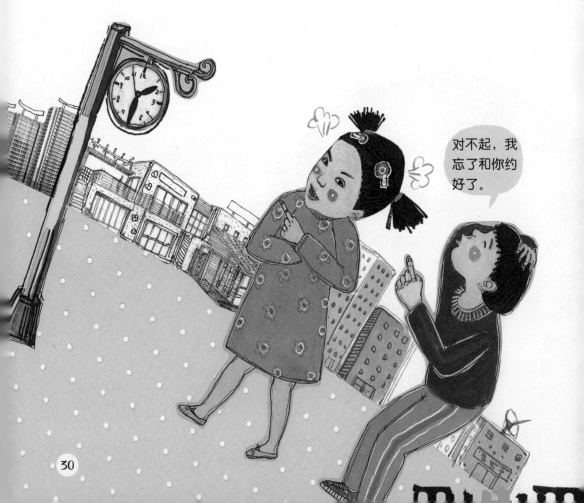

对不起，我忘了和你约好了。

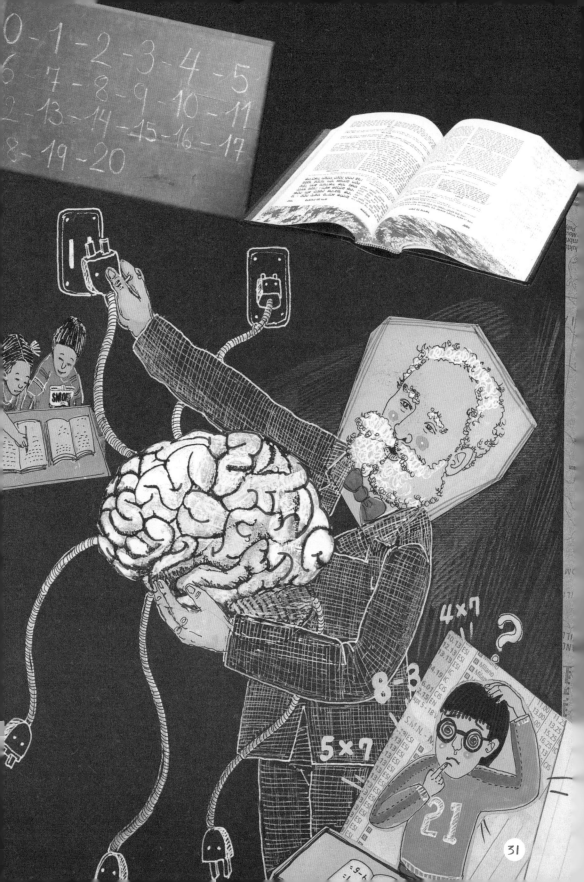

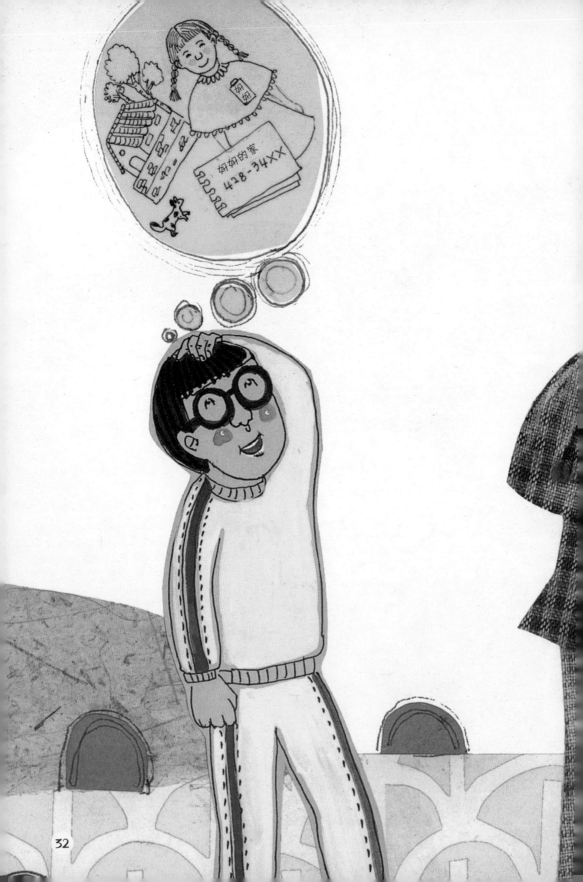

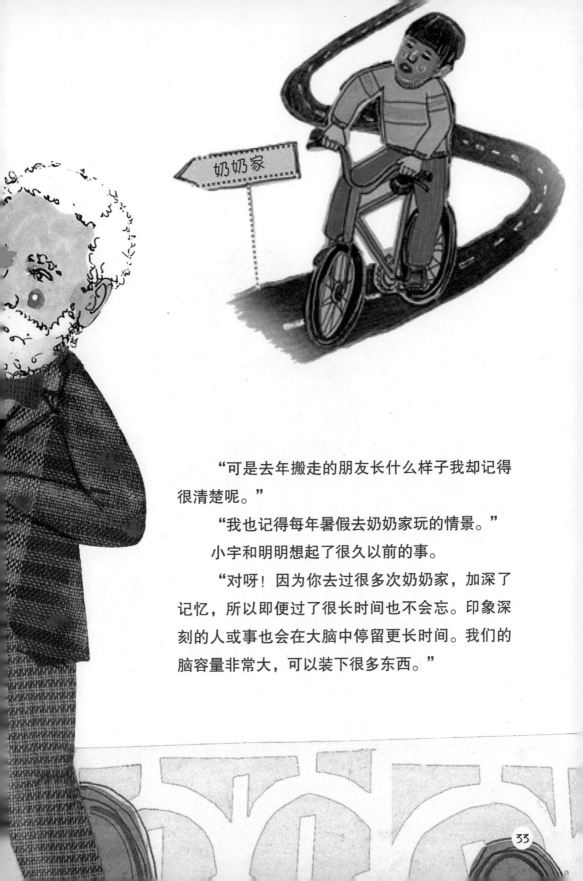

"可是去年搬走的朋友长什么样子我却记得很清楚呢。"

"我也记得每年暑假去奶奶家玩的情景。"

小宇和明明想起了很久以前的事。

"对呀！因为你去过很多次奶奶家，加深了记忆，所以即便过了很长时间也不会忘。印象深刻的人或事也会在大脑中停留更长时间。我们的脑容量非常大，可以装下很多东西。"

吃早饭，记忆佳

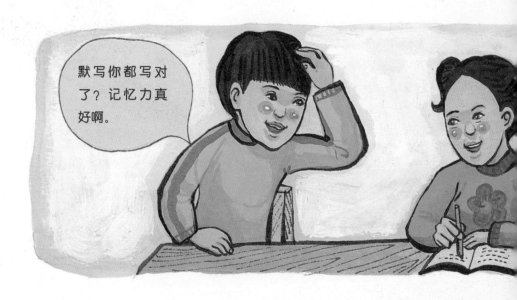

默写你都写对了？记忆力真好啊。

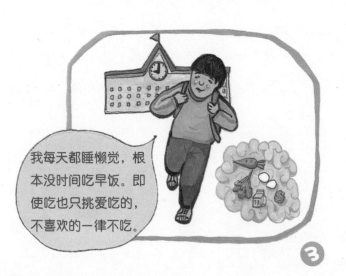

我每天都睡懒觉，根本没时间吃早饭。即使吃也只挑爱吃的，不喜欢的一律不吃。

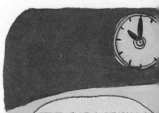

而且我晚上睡觉比较早，能让大脑得到充分的休息。充足的睡眠有助于记忆力的提高哦。

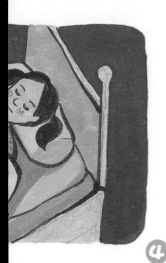

看在你是我同桌的份上，我就告诉你我能保持好记忆力的秘密吧。

①

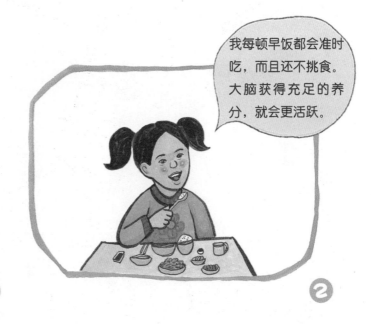

我每顿早饭都会准时吃，而且还不挑食。大脑获得充足的养分，就会更活跃。

②

④

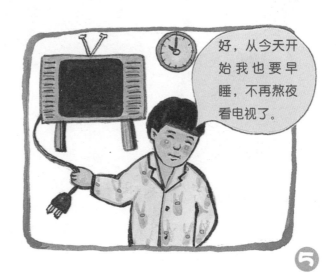

好，从今天开始我也要早睡，不再熬夜看电视了。

⑤

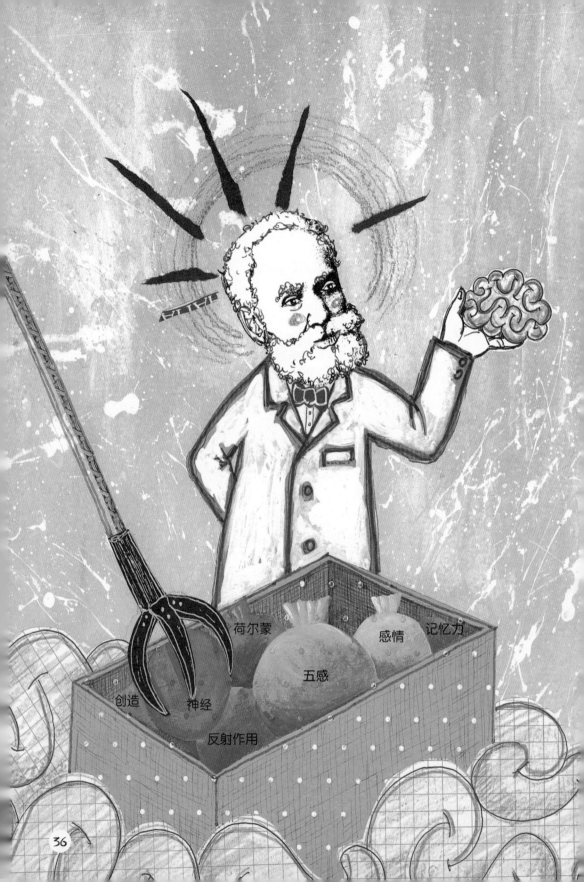

"我知道为什么滑旱冰的时候要戴头盔了，因为如果记忆的仓库——大脑——被碰坏了，那以前所有的事我就都不记得了。"

　　"大脑不光负责储存记忆，它还是汇聚身体所有感觉和神经的地方。看、听、闻、尝、摸等信息都要传递给大脑。"

　　听了巴甫洛夫的话，小宇说："能不能用甜栗子作为惩罚呀？"

　　巴甫洛夫和孩子们都被小宇逗得哈哈大笑。

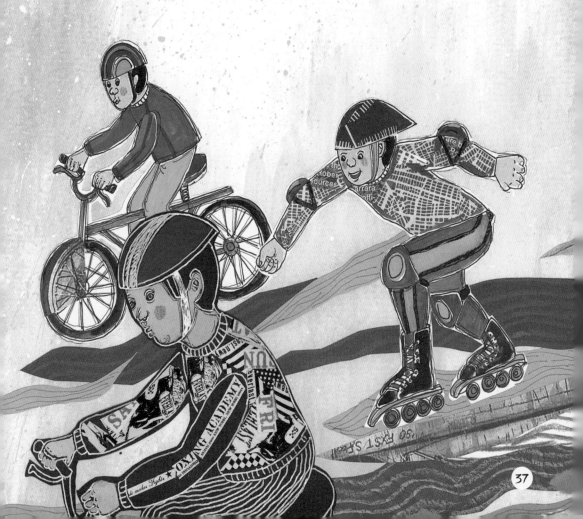

那些失去感知能力的伟人

人类是靠感觉生活的，但每个人的感知程度都不一样。有的人鼻子比别人灵敏，有的人辨别声音比别人快，但是也有人从小就感觉迟钝，甚至因为事故或疾病丧失了感知能力。那些失去感知能力的人是怎样生活的呢？

贝多芬战胜了听觉障碍

世界著名作曲家贝多芬在事业辉煌的时候突然患了耳疾，丧失了听力。听不到声音，这对于一个音乐家来说可以说是致命的打击。然而贝多芬并没有放弃梦想。他在丧失听力后创作出了《命运交响曲》，这支曲子给人们带来极大的感动。发明盲文的路易·布莱尔是一位盲人，他比任何人都了解盲人的苦恼和生活的艰辛。后来他发明出了一种用手指"阅读"的凸点文字，这就是后来得到国际公认的盲文。

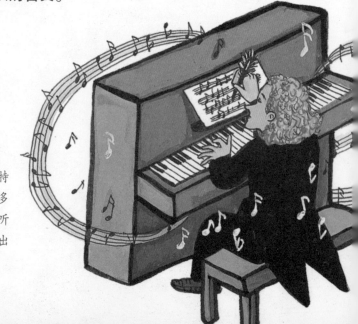

和海顿、莫扎特齐名的德国音乐家贝多芬因为耳疾丧失了听力，但是他依然创作出了不少经典名作。

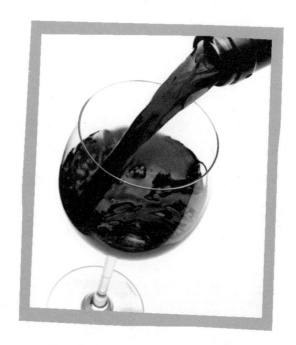

熟知葡萄酒的种类和味道，并根据个人的喜好和食物搭配，向人们推荐葡萄酒的人就是品酒师。

用超出常人的感知能力制造酒和香水

品酒师一般都有着超越普通人的灵敏味觉。他们需要品尝和甄别各种各样的葡萄酒，所以，为了保护自己的味觉，品酒师大都不会喝碳酸饮料，从不吃过辣、过咸的食物。

制作香水的人嗅觉特别灵敏，即便把多种香味混合在一起，他们也能闻出每种香味都是什么。

大脑有时也会产生错觉

大脑负责收集人体感知的所有感觉，包括视觉、听觉、触觉、思考、记忆，等等。虽然大脑的体积不大，却是人体中最重要的部分。不过，聚集了无数神经细胞的大脑偶尔也会产生错觉哦。

对大小、形状、颜色产生错觉

对物体的大小、形状、颜色产生与实际不符的视觉误差，这就是错觉。比如快速浏览连续很多张画面只有细微差别的图片时，大脑会产生这些画面是动态的错觉。再比如，因为周围灯光和画面颜色的干扰，会让人产生图片亮度过强或过弱的错觉。

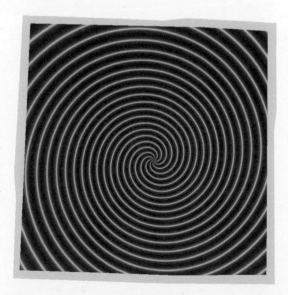

这幅呈漩涡状的图片很容易引起人们的错觉。如果你一直盯着画看，会有一种被图片中心往里吸的感觉。

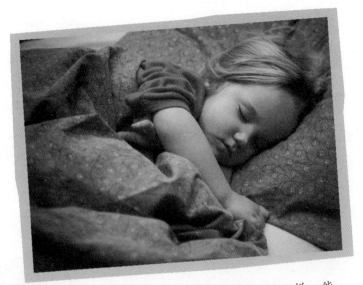

我们做梦的时候也会像醒着的时候一样，能听、能动、有感觉。梦的内容有些是自己经历过的，有的则是自己希望发生的。

梦到记忆中的事

我们睡觉时会做梦，内容大都是白天曾经遇到过的人或事。大脑在我们睡觉时也会持续运转，所以我们才会做梦或说梦话。从睡梦中醒来时，如果你还记得做梦的内容，说明这些梦是你还没进入深度睡眠时做的。因此科学家们认为，浅睡眠和做梦是一种相似的状态。

我们身体里的感觉器官

刚刚我们介绍了身体里都有哪些器官，以及这些器官都有哪些功能。下面让我们来一起重温一下眼睛、耳朵、鼻子等感觉器官的感知过程，了解一下感觉器官的重要性吧。

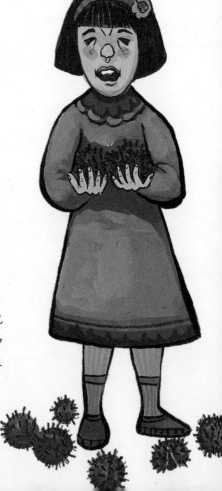

手碰到还没有剥皮的栗子或是鱿鱼，我们就能通过感觉器官——眼睛和皮肤，分辨出哪个是长满刺的棕色栗子，哪个是湿滑蠕动的鱿鱼。

感觉器官由无数神经细胞构成

五感即视觉、听觉、嗅觉、味觉和触觉。眼睛负责视觉，耳朵负责听觉，鼻子负责嗅觉，舌头负责味觉，皮肤负责触觉。感觉器官是由接受感觉的神经细胞——神经元组成。神经元接受刺激并将刺激传入其他细胞，大脑接受到信号后就会产生感觉。神经元由包裹细胞核的神经细胞体、从其他细胞接受刺激信号的树突和将刺激传递至其他细胞的轴突组成。

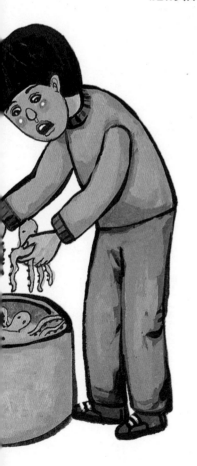

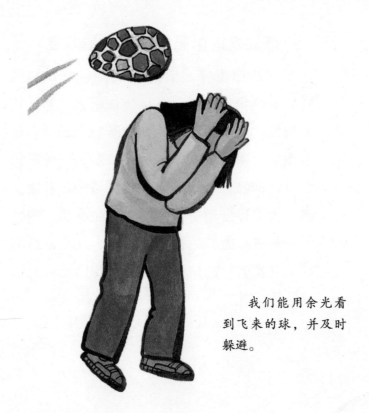

我们能用余光看
到飞来的球，并及时
躲避。

眼睛能上下左右地看

我们不但能看见前面，还能看见侧面。眼睛保持不动所能看到的范围叫做视野。一般单眼能看到上60度、下70度、内60度、外100度范围内的物体。视野会受到颜色的影响，白色视野最大，蓝色、红色、黄色、绿色的视野范围按顺序递减。

耳朵具有听和平衡的功能

　　具有听觉和平衡感的耳朵，是由耳郭、鼓膜、半规管、耳蜗等组成的。其中形似蜗牛壳的耳蜗、前庭器官和半规管起到保持人体平衡的作用。

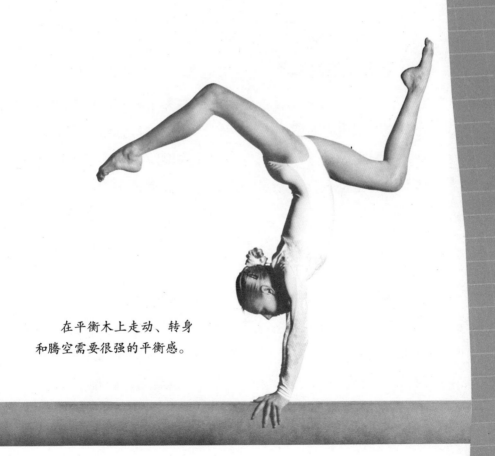

　　在平衡木上走动、转身和腾空需要很强的平衡感。

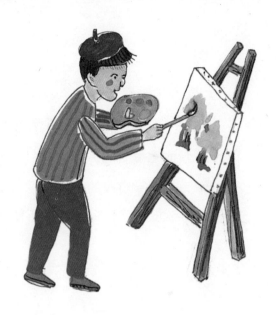

望梅止渴的故事

中国古代名著《世说新语·假谲》中有一个故事叫做望梅止渴。故事发生在东汉末年，曹操带兵去攻打张绣，那时候正是盛夏，太阳火辣辣地挂在空中，曹操的军队已经走了很多天了，累得不行。但是一路上都是荒山野岭，大家找不到一滴水喝。战士们一个个被晒得头昏眼花，口干舌燥，喉咙里都快要着火了。往前走一会，就有人中暑倒下来，慢慢地，许多身体强壮的士兵也快支持不住了。

曹操心里着急啊，想赶快找到水来给士兵们喝。他骑马奔向旁边一个山岗，站在高高的山岗上往远处看，想要找到水源。可是放眼望去到处是山地，没有小河也没有湖泊。再回头看看士兵，一个个东倒西歪，要想让他们前进看来是很难了。

这是一个有关条件反射的故事。我们人类能对具体的信号，比如气味、声音和光等产生反应，还能对语言、文字产生反应，作出条件反射。这就是望梅、谈梅时嘴里能流出口水的原因。谚语"一朝被蛇咬，十年怕井绳"、"画饼充饥"、"惊弓之鸟"、"老马识途"等讲的都是条件反射。

曹操非常聪明，他立即开动脑筋想办法。要是没有水，大家都走不下去，不但会耽误作战的好时机，还会有不少的人马渴死或者累死在这啊，有什么办法能激励大家加把劲，走出这块地方呢？突然，曹操想出了一个好主意。他站在山岗上，抽出令旗指向前方，对着将士们大声喊道："我发现前面有一大片梅林！树上都是又大又酸又甜的梅子，大家全速前进，快点到前面吃梅子！"战士们一听到有梅子，就好像真的吃到了梅子一样，嘴里酸酸的，顿时生出了不少口水，大家的精神都振作起来，鼓足力气向前进发。就这样，曹操终于率领军队走到了有水的地方。

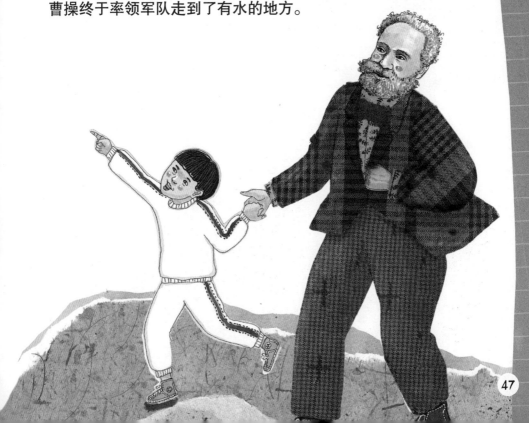

挖土坑

    巴甫洛夫对待自己的科学研究非常执着，在少年时期他就表现出这种恒心和毅力来了。他曾经说过："如果我坚持什么，就是用大炮也不能打倒我。"

    有一天，巴甫洛夫扛着一把锃亮的铁锹，他的弟弟米加扛着一棵苹果树苗。两人一起来到园子里种树。他们挑了一块空地，开始挖坑。

    园子里的土很硬，兄弟俩费了好大劲，过了好一阵儿才挖了一个小坑，两个人都累得气喘吁吁，刚要把树苗栽下去时，

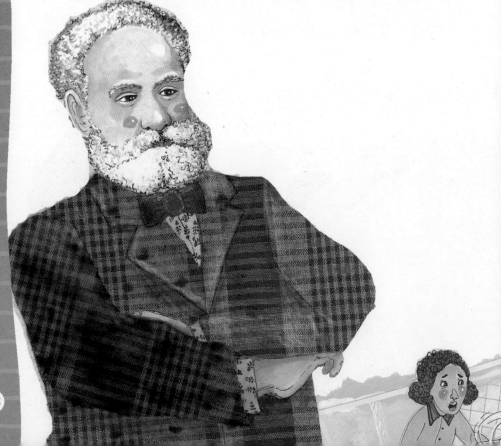

爸爸过来了。他夸奖了兄弟俩，但是又摇摇头说："这里地势太低了，你们选的地方不太好啊！一下雨这里就会积水，小树苗会被淹死的。"米加听了爸爸的话，看看手上磨起的水泡，想到刚才半天的辛苦都白费了，一下子就不高兴了。他小嘴一撅，扔掉铁锹走开了，口中还说着"我不干了"。巴甫洛夫却没有灰心。他擦了擦脸上的汗，跟着爸爸又选了一块高处的空地，重新扬起铁锹挖起坑来。又过了好一会儿，树苗终于种好了，巴甫洛夫和爸爸给树苗浇上水，痛痛快快地休息去了。

几年后，苹果树长大了，结了满满一树的大苹果。米加啃着苹果，感觉特别羞愧地对巴甫洛夫说："哥哥，今后我要向你学习！做任何事情都不能害怕困难，不能半途而废，要有毅力，坚持到底。"

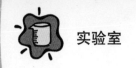

我们是如何感觉到味道的？

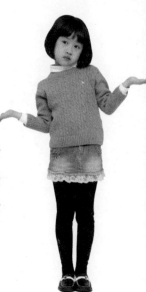

我们身体上有很多感觉器官，比如眼睛负责视觉，鼻子负责嗅觉，耳朵负责听觉，舌头负责味觉，皮肤负责触觉，等等。下面我们通过实验来了解一下，味道是如何被感觉出来的。

请准备下列物品：

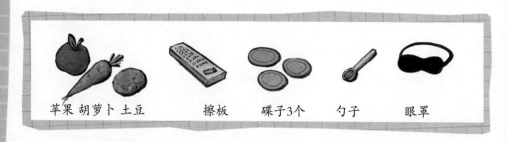

苹果 胡萝卜 土豆　　擦板　　碟子3个　　勺子　　眼罩

一起来动手：

1.将苹果、胡萝卜和土豆削皮擦丝后，分别放在三个碟子里。

2.用眼罩把眼睛蒙上，用手捏住鼻子，确保自己闻不到味道。

3.让朋友喂给你苹果丝、胡萝卜丝和土豆丝，嚼一嚼，感觉它们的味道。

*注意：请在父母的帮助下使用刀和擦板。

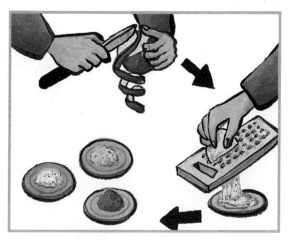

1 将苹果、胡萝卜和土豆削皮擦丝后，分别放在三个碟子里。

2 用眼罩把眼睛蒙上，用手捏住鼻子，确保自己闻不到味道。

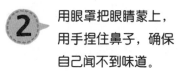

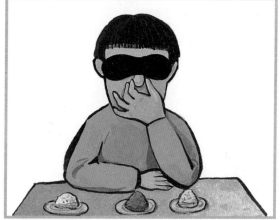

苹果

胡萝卜

土豆

3 让朋友喂给你苹果丝、胡萝卜丝和土豆丝，嚼一嚼，感觉它们的味道。

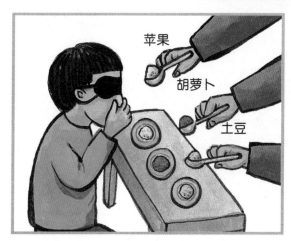

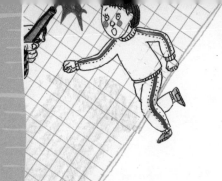

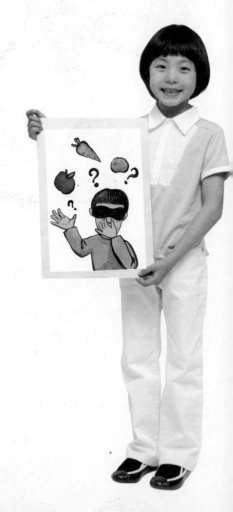

实验结果：

当我们捏住鼻子闻不到味道时，分辨苹果、胡萝卜和土豆，要比不捂住鼻子时困难得多。

 为什么会这样？

把食物放进嘴里，舌头负责感觉食物的味道。如果再加上能够闻到味道的鼻子，就等于多了一道辨别的"工具"。鼻子闻到的味道和舌头感觉的味道一起传递到大脑中，大脑才会识别出这是哪种食物。味道是由舌头和鼻子一同感觉出来的。

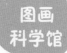

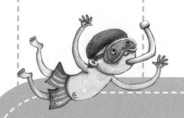

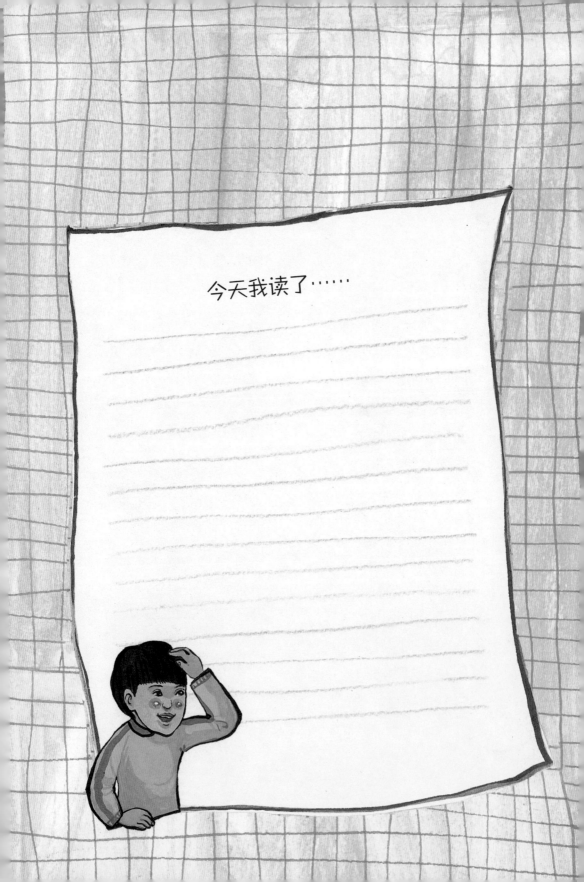

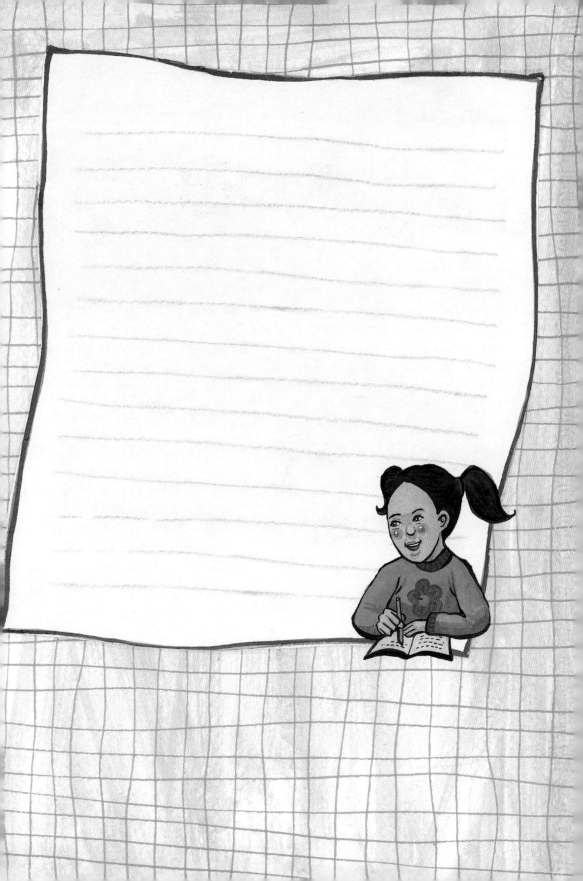

小学生实用成长小说系列

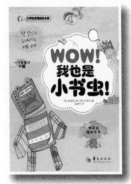 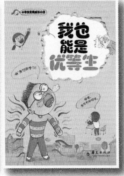 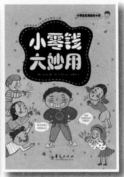 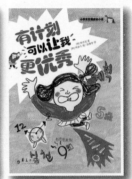

《小学生实用成长小说》系列旨在让小朋友养成爱学习、爱读书、善计划、懂节约的好习惯。每个孩子都具有自我成长的潜能，爱孩子就给他们自我成长的机会吧！让有趣的故事陪伴孩子一路思考，在欢笑中成长！

长大不容易——小鬼历险记系列

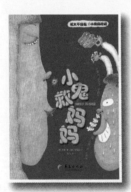 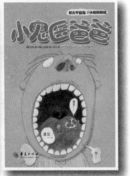

《长大不容易——小鬼历险记》系列讲述了淘气鬼闹闹从猫头鹰王国得到魔法斗篷，历尽千难万险，医治爸爸和拯救妈妈的故事。故事情节惊险刺激、引人入胜，能让小朋友充分拓展想象力，同时学到很多关于人体的知识。

小学生百科全书系列

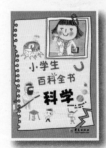 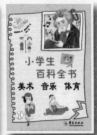 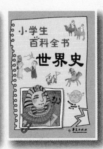 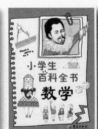 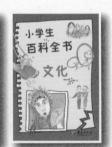

《小学生百科全书》一套共有五册，分别为数学，美术、音乐、体育，科学，文化，世界史。内容生动活泼、丰富多样，并配有彩色插图，通俗易通，让小学生在阅读的过程中，既能吸收丰富的各类知识，又能得到无限的乐趣。

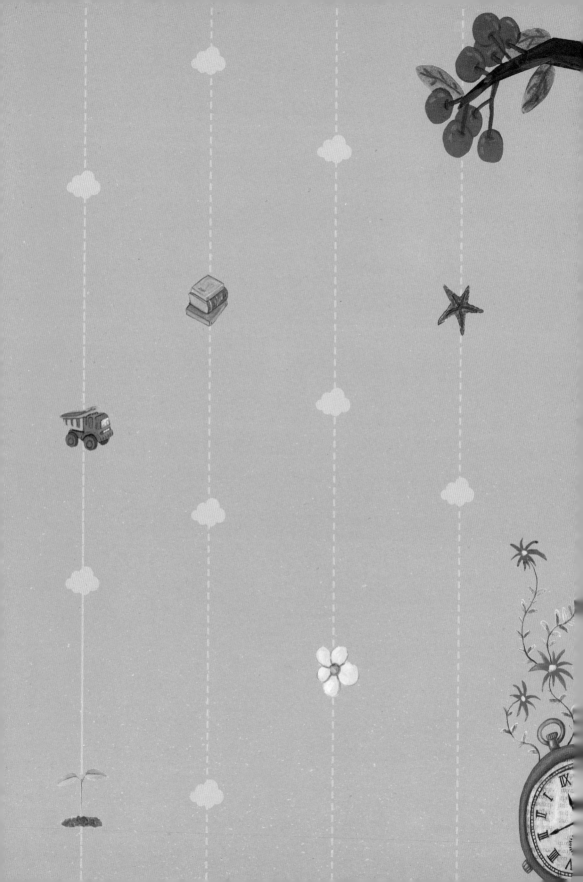

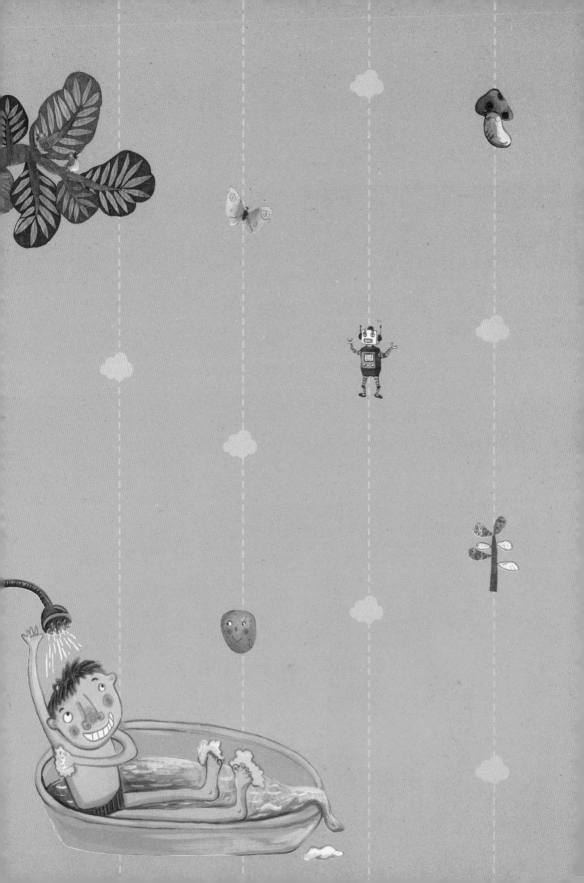